BEI GRIN MACHT SICH IHR WISSEN BEZAHLT

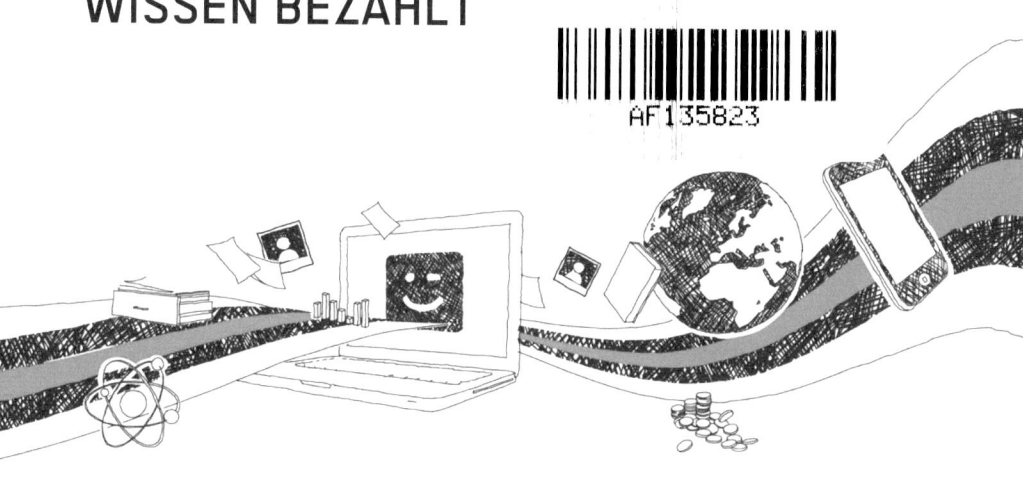

AF135823

- Wir veröffentlichen Ihre Hausarbeit,
  Bachelor- und Masterarbeit

- Ihr eigenes eBook und Buch -
  weltweit in allen wichtigen Shops

- Verdienen Sie an jedem Verkauf

Jetzt bei www.GRIN.com hochladen
und kostenlos publizieren

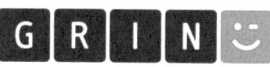

Beurteilung der Sirtuin-Diät. Ernährungsberatung an einem Fallbeispiel

Laura Fröhlich

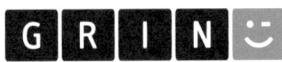

Bibliografische Information der Deutschen Nationalbibliothek:

Die Deutsche Nationalbibliothek verzeichnet diese Publikation in der Deutschen Nationalbibliografie; detaillierte bibliografische Daten sind im Internet über http://dnb.d-nb.de abrufbar.

ISBN: 9783346868473
Dieses Buch ist auch als E-Book erhältlich.

Druck und Bindung: Books on Demand GmbH, Norderstedt Germany
Gedruckt auf säurefreiem Papier aus verantwortungsvollen Quellen

Das vorliegende Werk wurde sorgfältig erarbeitet. Dennoch übernehmen Autoren und Verlag für die Richtigkeit von Angaben, Hinweisen, Links und Ratschlägen sowie eventuelle Druckfehler keine Haftung.

Das Buch bei GRIN: https://www.grin.com/document/1355526

International University

of Applied Sciences

Internationale Hochschule

Fernstudium Ernährungswissenschaften

Fallstudie

DLBEWWET101 – Bewertung von Diät- und alternativen Ernährungsformen

Beurteilung der Sirtuin-Diät

Ernährungsberatung am Fallbeispiel

eingereicht am 25.01.2021

Laura Fröhlich

I.   Inhaltsverzeichnis

II. Abbildungsverzeichnis

III. Abkürzungsverzeichnis

ATP	Adenosintriphosphat
BMI	Body-Mass-Index
DNA	Desoxyribonukleinsäure
E%	Energie-%
MalonylCoA	Malonyl-Coenzym A
NAD	Nicotinamidadenindinukleotid

1. Einführung

1.1 Fallbeschreibung

Spezialisten für die ernährungsphysiologische Behandlung von Adipositas empfangen Klient*innen in ihrer Praxis, die zwar alle unter derselben Krankheit leiden, jedoch mit meist völlig unterschiedlichen Ausmaßen, Beschwerdebildern, Vorgeschichten, Compliance und Therapiezielen. Um besser auf ihre individuellen Lebensweisen und Vorlieben eingehen zu können, werden häufig eine Vielzahl an Therapiemaßnahmen und Diätvarianten angeboten. Einige Klient*innen kommen schon vorab mit differenzierten Fragen und Diätwünschen. So hat auch Frau M. schon viel von der Sirtuin-Diät gehört, kann sich aber noch nichts Konkretes darunter vorstellen und bittet ihre Ernährungsberaterin nun um therapeutischen Rat. Frau M. ist 34 Jahre alt mit einem BMI von 33 kg/m^2, was einer Adipositas Grad I mit einem erhöhten Risiko für Morbidität in Abhängigkeit zur Art der Körperfettverteilung entspricht (Hahn, Ströhle und Wolters, 2015, S. 746).

Übergewicht ist Folge von Fehlernährung und Bewegungsmangel (Das, 2019, S. 10). Aufgrund schwerwiegender Begleiterkrankungen, wie Diabetes Mellitus Typ II, Herz-Kreislauf- und Tumorerkrankungen gilt Adipositas als ernstzunehmende Krankheit und sollte bestenfalls ganzheitlich, durch Ernährungs-, Bewegungs- und Verhaltenstherapie behandelt werden (Hahn, Ströhle und Wolters, 2015, S. 745).

Nichtsdestotrotz steigt die Prävalenz für Adipositas in Deutschland seit 1998 rasant an (ebd.). Damit einhergehend weitet sich auch der Produktkatalog zahlreicher, mit Erfolg suggerierter und stark beworbener Abnehmdiäten, wovon die meisten jedoch kaum wissenschaftliche Evidenz aufweisen, aus (Widhalm und Gatternig, 2016, S. 24).

Nun liegt es in der Verantwortung von Ernährungswissenschaftlern, etwaige Diäten kritisch anhand verschiedener Faktoren zu bewerten und ernährungsphysiologisch zu analysieren, um bestimmte Empfehlungen für ihre Klient*innen aussprechen zu können. Dies ist auch Inhalt dieser Fallstudie, die sich mit der neuartigen Sirtuin-Diät und im Speziellen mit der Frage befasst, ob diese für Frau M., um dauerhaft ihr Gewicht zu reduzieren, angemessen ist.

1.2 Ziele und Vorgehensweise

Um letztendlich eine valide Erklärung und individuelle Empfehlung für Frau M. bezüglich der Sirtuin-Diät aussprechen zu können, muss sie vorerst, beginnend mit der Beschreibung, wissenschaftlich analysiert werden. Darauf folgt eine Erläuterung der physiologischen und biochemischen Prozesse, die dabei im Körper ablaufen. Auf Grundlage dessen werden verschiedene Kriterien zur ernährungstherapeutischen Beurteilung von Abnehmdiäten herangezogen. Nach gründlicher Analyse kann nun eine Patientenempfehlung gegeben und ein Fazit gezogen werden.

2. Analyse der Sirtuin-Diät

2.1 Beschreibung

Die Sirtuin-Diät wurde 2016 von den britischen Ernährungswissenschaftlern Aidan Goggins und Glen Matten entwickelt (Das, 2019, S. 10). Sie basiert auf der Aktivierung von Sirtuinen (SIRT), regulatorischer Enzyme des Stoffwechsels, welche oxidativem Stress, Krebsentstehung und Altern entgegenwirken (ebd.). Sirtuine werden einerseits durch eine Kalorienrestriktion induziert und andererseits durch bestimmte sekundäre Pflanzenstoffe, welche in einigen Lebensmitteln, wie z. B. nativem Olivenöl, roten Zwiebeln, Petersilie, Chili, Grünkohl, Erdbeeren, Kapern, Tofu, Kakao, grünem Tee und sogar Kaffee in besonders hohem Maße enthalten sind (ebd.; Goggins und Matten, 2017, S. 13). Diese Erkenntnis geht bis auf das 16. Jahrhundert zurück und wurde erstmals 2003 von dem australischen Biologen David Sinclair in einem Versuch mit Hefepilzen wissenschaftlich bestätigt (Kleine-Gunk, Cavelius und Dusy, 2017, S. 11, 19).

Nach einer initialen Kalorienrestriktion bilden diese, sogenannten Sirt-Foods, die Grundlage der kurzfristigen Diät, sowie eine dauerhafte Ergänzung zu einer ausgewogenen Ernährungsweise. Mit dem Ziel des Gewichtsverlusts wird die Diät in zwei Phasen eingeteilt, die bei erneuter Gewichtszunahme oder höheren Zielen, jederzeit wiederholt werden können (Goggins und Matten, 2017, S. 25).

Die erste Phase auch hypererfolgreiche Phase genannt, dauert insgesamt eine Woche (ebd.). Dabei wird die Kalorienzufuhr an den ersten drei Tagen auf täglich max. 1000 Kalorien, in Form von drei Sirtfood-Gemüsesäften und einer sirtfoodreichen Mahlzeit pro Tag, begrenzt (ebd.). An den darauffolgenden Tagen erhöht sich die Kalorienmenge auf 1500 kcal/d, indem täglich nur noch zwei Sirtfood-Gemüsesäfte und dafür eine weitere sirtfoodreiche Mahlzeit zu sich genommen werden (ebd.). Dies soll täglich bis spätestens 19 Uhr erfolgen (Goggins und Matten, 2017, S. 97). Die Säfte sollten frühestens ein bis zwei Stunden nach einer Mahlzeit, möglichst über den Tag verteilt und in ausreichend großen Abständen hintereinander getrunken werden (Goggins und Matten, 2017, S. 96f.). Für eine ausreichende Flüssigkeitszufuhr sind alkoholfreie Getränke, vorzugsweise stilles Wasser, schwarzer Kaffee und grüner Tee erlaubt (Goggins und Matten, 2017, S. 98). Durch diese Maßnahmen wurde in der Pilotstudie ein Gewichtsverlust von ca. drei Kilogramm vermerkt (Goggins und Matten, 2017, S. 25). Darüber hinaus gibt es nur noch wenige Richtlinien.

Die zweite Phase bildet eine 14-tägige Aufrechterhaltungsphase, in der die Kalorienrestriktion in den Hintergrund rückt und der Fokus stattdessen auf einer großen Menge sirtuinaktivierender Nährstoffe liegt (Goggins und Matten, 2017, S. 26). Hierfür werden täglich drei ausgewogene, sirtfoodreiche Mahlzeiten, ein „Aufrechterhaltungs-Sirtfood-Gemüsesaft" und ggf. ein bis zwei Sirtfoodpralinen konsumiert (ebd.). Dabei sind dieselben Regeln wie in Phase 1 zu beachten. Darüber hinaus sollte der grüne Saft entweder morgens mind. 30 min vor dem Frühstück oder am Vormittag getrunken werden (Goggins und Matten, 2017, S. 130). Zusätzlich werden nun auch zwei bis drei Gläser Rotwein pro Woche, jeweils zu einer Mahlzeit gewährt (Goggins und Matten, 2017, S. 132). Dieser enthält die sirtuinaktivierenden Polyphenole Resveratrol und Piceatannol, sollte jedoch, aufgrund des negativen Effekts von Alkohol auf die Fettzellen, nur in Maßen konsumiert werden (ebd.). Für die Art der Zutaten und Zubereitungsweisen werden einige abwechslungsreiche Rezepte und die nachfolgende Liste der 20 besonders wirksamen Sirtfoods zur Orientierung bereitgestellt (s. Tab.1) (Goggins und Matten, 2017, S. 26).

Nach diesen beiden Diät-Phasen sollte der vorrangige Konsum von Sirt-Foods weiterhin fortgeführt und mit Lebensmitteln und Empfehlungen der Vollkost ergänzt werden (Goggins und Matten, 2017, S. 148-157). Dementsprechend ist der Verzehr von max. drei Portionen Milchprodukten täglich und derselben Menge rotes Fleisch wöchentlich erlaubt (Goggins und Matten, 2017, S. 153f.). Für eine ausreichende Versorgung mit Omega-3- und 6-Fettsäuren sollte mind. zweimal pro Woche Fisch serviert werden, davon mind. einmal fetter Fisch (Goggins und Matten, 2017, S. 157). Geflügel und Eier dürfen nach Belieben verzehrt werden (Goggins und Matten, 2017, S. 154f.).

Neben der Sirtuin-Diät für Mischköstler, gibt es auch eine vegetarische und vegane Variante (Goggins und Matten, 2017, S. 92).

Ergänzend zur Diät, um die Sirtuine bestmöglich zu stimulieren, wird außerdem fünfmal pro Woche 30-minütiger Sport empfohlen (Goggins und Matten, 2017, S. 169).

SIRT-Food	Sirtuinaktivator
Bird Eye Chilies	Luteolin, Myricetin
Buchweizen	Rutin
Kapern	Kaempferol, Quercetin
Sellerie, inkl. Blätter	Apigenin, Luteolin
Kakao	Epicatechin
Kaffee	Kaffeesäure, Chlorogensäure
Olivenöl extra vergine	Oleuropein, Hydroxytyrosol
Grüntee, insbesondere Matcha-Grüntee	Epigallocatechingallat
Grünkohl	Kaempferol, Quercetin
Liebstöckel	Hydroxytyrosol
Medjool Datteln	Gallussäure, Kaffeesäure
Petersilie	Apigenin, Myricetin
Roter Chicorée	Luteolin
Rote Zwiebeln	Quercetin

Rotwein	Resveratol, Piceatannol
Rucola	Kaempferol, Quercetin
Soja	Daidzein, Formononectin
Erdbeeren	Fisetin
Kurkuma	Curcumin
Walnüsse	Gallussäure

Tabelle 1: „Tabelle der sirtuinwirksamen Substanzen im SIRT-Food (Top 20)" Quelle: Das, 2019, S. 20

2.2 Erläuterung der physiologischen/biochemischen Prozesse

Eine Kalorienrestriktion durch Fasten führt zur Aktivierung von Sirtuinen, die den Energiestoffwechsel und damit auch den Gewichtsverlust beschleunigen (Das, 2019, S. 11). Pflanzliche Sirtuinaktivatoren sollen diesen Effekt zu Beginn der Diät zusätzlich unterstützen und im weiteren Verlauf das Fasten ersetzen (ebd.).

Beim Menschen sind bislang sieben Sirtuine entdeckt und erforscht worden (ebd.). Sie sind vorrangig NAD-abhängige Proteindeacetylasen und regulieren die Aktivität von Enzymen (ebd.). Die nachfolgenden Erkenntnisse wurden in Tier- und/oder In-vitro-Experimenten gewonnen und waren teilweise organ- oder gewebespezifisch (Das, 2019, S. 12). Sie sind daher nicht zwangsläufig auf den Menschen übertragbar (ebd.). Das Gleiche gilt für den Einfluss der sekundären Pflanzenstoffen auf die Sirtuinfunktion (ebd.). Lediglich eine Studie konnte einen erhöhten Gewichtsverlust und verbesserte Stoffwechselparameter bei übergewichtigen Männern, aufgrund des Sirtuinaktivators Resveratol, aufweisen (ebd.).

SIRT 1, SIRT 6 und SIRT 7 befinden sich primär im Zellkern (Das, 2019, S. 11). SIRT 2 findet sich im Zytosol der Zelle vor, während SIRT 3, 4 und 5 stationär in den Mitochondrien sind (ebd.).

SIRT 1 fungiert als Aktivator für Gene, die für Enzyme der Fettsäureoxidation kodieren (ebd.). Neben der Verbrennung von Fettsäuren, begünstigt es auch die Mobilisation von Fett aus weißem Fettgewebe (ebd.). Zudem fördert es die Biogenese der Mitochondrien, sowie den Abbau von Glucose (ebd.).

Die mitochondrialen Sirtuine besitzen die größten Auswirkungen auf den Energiestoffwechsel (ebd.). SIRT 3 hat einen positiven Effekt auf die Zellatmung, indem es Komplex I bis III sowie die ATP-Synthase der mitochondrialen Atmungskette, stimuliert (ebd.). Außerdem fördert es, durch Aktivierung des langkettigen Schlüsselenzyms AcylCoADehydrogenase (LCAD), den Fettsäureabbau und darüber hinaus auch die Ketogenese (ebd.). Im Gegensatz dazu hemmt SIRT 4 die Aufnahme langkettiger Fettsäuren in die Mitochondrien durch Akkumulation von MalonylCoA und mindert damit die ß-Oxidation (ebd.). Daneben hemmt es auch die Insulinausschüttung aus der Pankreas, wodurch weniger Glucose in Form von Fett in den Zellen gespeichert wird und der Fettabbau ungehindert bleibt (ebd.). Auf letzteren wirkt sich auch SIRT 5, durch die Aktivierung von Enzymen des Citratzyklus und der ß-Oxidation, positiv aus (ebd.).

Sirtuine sollen im Allgemeinen den Insulinstoffwechsel optimieren und damit das Risiko für Diabetes mellitus Typ 2 und für das metabolische Syndrom senken (Kleine-Gunk, Cavelius und Dusy, 2017, S. 46). Zum Vorteil zu anderen Reduktionsdiäten sichern sie den Erhalt des Muskelgewebes (Kleine-Gunk, Cavelius und Dusy, 2017, S. 47). Darüber hinaus mindern sie chronische Entzündungsprozesse und oxidativen Stress (ebd.). Sie sollen sogar dem Altern und Krebs vorbeugen, indem sie DNA-Schäden reparieren (ebd.).

In Tier- und In-Vitro-Experimenten wurde der Effekt bestimmter sekundärer Pflanzenstoffen auf die Sirtuine nachgewiesen (Das, 2019, S. 11). So aktivieren Resveratol, Pterostilbene, Curcumin und Berberin SIRT 1 (Das, 2019, S. 11f.). Resveratol aus Weintrauben hat hierbei in vitro eine antioxidative Wirkung und aktiviert zudem SIRT 3-5 (Das, 2019, S. 11). In Ratten vermehren Polyphenole aus grünem Tee SIRT-3-Enzyme (ebd.).

Bei den dargestellten Mechanismen ist zu beachten, dass eine erhöhte Enzymkapazität, nur bei einem geschwindigkeitslimitierenden Enzym für eine Verbesserung des Substratumsatzes sorgt (Das, 2019, S. 12). Des Weiteren spielt bei den Sirtuinaktivatoren die Dosis eine entscheidende Rolle (ebd.). Während sich geringe Mengen meist positiv auswirken (Hormesis), können hohe Dosen potenziell toxisch sein (ebd.).

Im Allgemeinen verringert ein hoher Konsum sekundärer Pflanzenstoffe das Risiko für Herz-Kreislauf-, Krebs- und weitere Erkrankungen (DGE, 2015). Viele weisen cholesterolsenkende, antioxidative, antiinflammatorische und antibakterielle Wirkungen auf (ebd.). Einige verbessern die Funktion der Blutgefäße und senken somit den Blutdruck (ebd.).

2.3 Beurteilung anhand von Kriterien

Um die Sirtuin-Diät anhand gesammelter Daten adäquat bewerten zu können, bedarf es gewisser Kriterien, die sich aus der „Interdisziplinären Leitlinie der Qualität S3 zur „Prävention und Therapie der Adipositas" und dem „Leitfaden Ernährungstherapie in Klinik und Praxis (LEKuP)" ableiten (DAG, 2014; Hauner et al., 2019). Sie beugen einer Fehlernährung mit möglichen Risiken und Nebenwirkungen vor und garantieren einen erfolgreichen Gewichtsverlust.

2.3.1 Eignung für die Langzeittherapie

Übergewicht und Adipositas sollten idealerweise langfristig und kontinuierlich abgebaut werden, um einen Jojo-Effekt zu vermeiden und eine dauerhafte Gewichtsstabilisierung, durch Umstellung der Ernährungsgewohnheiten, zu erleichtern (Berg et al., 2014, S. 45). Eine anfängliche Kalorienrestriktion ist für einen schnellen Gewichtsverlust, insbesondere bei Personen mit einem BMI $\geq$ 30 kg/m^2 sinnvoll (Berg et al., 2014, S. 47). Jedoch muss eine Kalorienaufnahme von unter 1000 kcal, wie es in der ersten Phase der Sirtuin-Diät der Fall ist, ärztlich, aufgrund des erhöhten Nebenwirkungsrisikos, betreut werden (Berg et al., 2014, S. 49). Diese Phase sollte zudem von gesteigerter körperlicher Aktivität begleitet werden, um den Verlust an fettfreier Körpermasse zu reglementieren, was auch von Goggins und Matten empfohlen wird (ebd.; Goggins und Matten, 2017, S. 169). Sie lassen jedoch außer Acht auf eine Trinkmenge von mind. 2,5 l pro Tag hinzuweisen (Berg et al., 2014, S. 49). In der zweiten Diätphase wird die Kalorienzufuhr auf 1.500 kcal/d gesteigert und in der letzten besteht keine Kalorienrestriktion mehr, womit der Nährstoff- und Energiebedarf ausreichend gedeckt werden kann.

Somit ist insbesondere die letzte Phase der Diät für eine Langzeittherapie geeignet. Durch die Aneignung gesünderer Ernährungsgewohnheiten, wie es die Sirtuin-Diät vorgibt, kann eine nährstoffreichere und kalorienärmere Lebensmittelwahl, bestehend aus viel Obst und Gemüse getroffen werden und es kommt automatisch zu einem Energiedefizit. Damit lassen sich auch die weiteren Ziele der Ernährungstherapie, ein kontinuierlicher Gewichtsverlust bis auf das Idealgewicht und eine anschließende Gewichtsstabilisierung, erfüllen (Berg et al., 2014, S. 38).

2.3.2 Ernährungsphysiologisch ausgewogene Ernährung

Damit der Nährstoffbedarf mit handelsüblichen Lebensmitteln ausreichend gedeckt werden kann, bedarf es einer Kalorienzufuhr von mind. 1.200 kcal/Tag, wie es ausschließlich in den letzten beiden Phasen der Diät, der Fall ist (Widhalm und Gatternig, 2016, S. 27). Die erste Phase ist mit einer Woche jedoch nur von relativ kurzer Dauer und auch die zweite Phase liegt mit vierzehn Tagen weit unter der Grenze von zwölf Wochen (Berg et al., 2014, S. 49).

Das anfängliche Energiedefizit fällt zu Lasten der Fett- und Proteinzufuhr, da zum Großteil kohlenhydrat-, vitamin- und mineralstoffreiche Gemüsesäfte verzehrt werden. In der letzten Phase der Diät wird der Nährstoffbedarf dann vollkommen gedeckt, da die Diät hier durch proteinreiche Speisen und Quellen ungesättigter Fettsäuren ergänzt wird und keine Kalorienrestriktion mehr besteht (Goggins und Matten, 2017, S. 158). Die von Goggins und Matten ausgesprochenen Empfehlungen, wie auch das Nährstoffverhältnis entsprechen nun den Empfehlungen der deutschen Gesellschaft für Ernährung (DGE) (Goggins und Matten, 2017, S. 148-157). Diese geben eine Relation der Makronährstoffe wie folgt vor: Fett < 30 E%, Kohlenhydrate > 50 E%, Eiweiß 10-20 E%; Cholesterin < 300 mg/d, Saccharose < 10 E% (Widhalm und Gatternig, 2016, S. 27). Es werden lediglich vermehrt einzelne Lebensmittelsorten, die Sirt-Foods, hervorgehoben. Jedoch werden auch viele weitere pflanzliche Nahrungsmittel einbezogen (Goggins und Matten, 2017, S. 148-157). Eine pflanzenba-sierte Ernährungsweise kann die Nährstoffaufnahme verbessern und die Gesamtmortalität, sowie das Risiko für Fettleibigkeit, Typ-2-Diabetes und koronare Herzerkrankungen verringern (Kahleova, Levin und Barnard, 2017, S. 848). Gleichzeitig werden in der Sirtuin-Diät auch Mengenangaben zum Verzehr von Milch und Milchprodukten, Fleisch, Fisch und Eiern gemacht (ebd.). Jedoch werden rotes und verarbeitetes Fleisch und Wurst von der WHO als „wahrscheinlich karzinogen für den Menschen" eingestuft, weshalb diese Empfehlung als negativ zu bewerten ist (Bouvard, Loomis, Guyton und Grosse, 2015). Die Harvard School of Public Health in den USA empfiehlt den Verzehr von Bohnen und Nüssen, anstelle von verarbeitetem Fleisch, um auch das Risiko von Herz-Kreis-lauf-Erkrankungen, Diabetes und Darmkrebs zu senken (Richi et al., 2015, S. 571). Sirt-Foods las-sen sich in jede Ernährungsweise integrieren, somit auch in eine ernährungsphysiologisch ausge-wogene Kostform, reich an nährstoffdichten Lebensmitteln, wie Obst, Gemüse, Leguminosen und Vollkornprodukten (Goggins und Matten, 2017, S. 25, 28).

2.3.3 Abwechslungsreiche Nahrungsmittelauswahl

Eine Ernährungsweise findet meist nur dauerhafte Zustimmung, wenn sie abwechslungsreich ist, nicht langweilig wird und man auf wenig verzichten muss. Durch eine vielfältige Nahrungsmittelaus-wahl lässt sich auch der Mikronährstoffbedarf leichter decken und individuelle Abneigungen und Vorlieben können berücksichtigt werden.

Abgesehen von den ersten beiden Diätphasen, gibt es in der Sirtuin-Diät keine verbotenen Lebens-mittel oder strenge Regeln. Ganz im Gegenteil sprechen sich Goggins und Matten für Inklusion aus: „[J]e größer die Vielfalt an Speisen mit sirtuinaktivierenden Bestandteilen, die Sie in Ihre Ernährung integrieren, desto besser" (Goggins und Matten, 2017, S. 146). Diese sind in jeder pflanzlichen Le-bensmittelkategorie zu finden, wie Obst, Gemüse, Nüsse und Saaten, Getreide und Pseudogetreide, Hülsenfrüchte und Kräuter und Gewürze (Goggins und Matten, 2017, S. 148-157).

2.3.4 Hoher Sättigungseffekt

Um die Diät-Compliance nicht zu belasten und unerwünschte Zwischenmahlzeiten zu verhindern, sollten während der Diät möglichst keine langen Hungerphasen vorkommen, also mind. drei ausge-wogene Mahlzeiten pro Tag geplant sein (Widhalm und Gatternig, 2016, S. 27). Dabei sind Nah-rungsmittel mit einem relativ hohen Sättigungseffekt und gleichzeitig geringer Energiedichte zu be-vorzugen, um den Gewichtsverlust zu fördern. Das Sättigungsgefühl ist von dem Mahlzeitenvolumen und der Lebensmittelstruktur abhängig. Sirtuinaktivierende Lebensmittel sind zum Großteil Pflanzen mit einem hohen Wasser- und Ballaststoffgehalt, wie Obst und Gemüse, welche den gewünschten

Effekt bewirken. Die Sirtuin-Diät basiert auf natürlichen unverarbeiteten Nahrungsmitteln und enthält aufgrund der frisch gepressten Gemüsesäfte viel Rohkost, weshalb die Energiedichte im Kontrast zur Nährstoffdichte gering ausfällt. Darüber hinaus sollte auf ballaststoffreiche Vollkornprodukte hingewiesen werden, da diese stark sättigen und sich positiv auf eine bestehende Adipositas auswirken (Hahn, Ströhle und Wolters, 2015, S. 69).

2.3.5 Kontinuierliche Gewichtsreduktion

Das Therapieziel bezüglich der Gewichtsreduktion ist es, bei einem BMI von 25 bis 35 kg/m^2 innerhalb von sechs bis zwölf Monaten mind. 5% des Ausgangsgewicht zu verlieren (Berg et al., 2014, S. 38). Dies entspricht im Mittel einer Reduktion von etwa 0,5–1 kg pro Woche bzw. 1–2 kg pro Monat. Ein langsamer kontinuierlicher Verlauf hat sich oftmals als nachhaltiger erwiesen als sogenannte Crash-Diäten, die einen Jojo-Effekt mit sich bringen. Nichtsdestotrotz ist der Gewichtsverlust zu Beginn einer Diät meist am höchsten, da hier zusätzlich viel Körperwasser verloren wird. Voraussetzung dafür ist ein Energiedefizit. Empfohlen werden täglich etwa 500 kcal weniger zu sich zu nehmen (Berg et al., 2014, S. 46). In den ersten drei Wochen der Sirtuin-Diät ist dieser Wert sogar weitaus höher. Danach wird zwar keine Kalorienrestriktion mehr vorgegeben, doch wenn man die Ernährungsgewohnheiten und -empfehlungen fortführt, müsste, aufgrund der gesunden Nahrungsmittelauswahl, trotzdem ein Energiedefizit eintreten. Hierbei ist die Eigenverantwortung des Klienten gefragt, da streng genommen keine Lebensmittel mehr verboten werden. Der initiale Gewichtsverlust bei der Sirtuin-Diät wird von klinischen Studien untermauert (Goggins und Matten, 2017, S. 28). Jene zeigen, dass eine sirtfoodhaltige Ernährung kombiniert mit einer moderaten Kalorienrestriktion, einen Gewichtsverlust von ca. 3 kg innerhalb von sieben Tagen bewirken kann, ohne dabei die Muskelmasse zu reduzieren (ebd.). Dieser wird in der zweiten Phase fortgeführt und ggf. auch in der dritten, abhängig von der Lebensstiländerung des Klienten.

2.3.6 Abstimmung auf die Lebenssituation

Eine Ernährungsumstellung beeinflusst zwangsläufig auch das persönliche und berufliche Umfeld des Einzelnen. Es ist von großer Bedeutung für die Umsetzbarkeit der Diät, ob der Klient beispielsweise eine Familie mit Kindern hat oder alleinstehend lebt. Daher sollte dieser Aspekt in die Ernährungsberatung miteinbezogen werden (Berg et al., 2014, S. 44). Alte Ernährungsmuster sind schwer abzulegen und durch neue zu ersetzen. Dieser Prozess benötigt Zeit und realistische Vorsätze. Zu große Einschränkungen im Alltag können meist nicht sehr lange eingehalten werden. Auch die Zubereitungsdauer spielt hier eine Rolle.

Innerhalb der „Top 20", sowie außerhalb gibt es eine große Vielfalt sirtfoodreicher Lebensmitteln, welche fast überall zu finden sind (Goggins und Matten, 2017, S. 25). Darunter fallen sogar Produkte wie Kakao, Kaffee, Rotwein und Soja, die von der Allgemeinheit ohnehin schon gerne und häufig konsumiert werden. Der Aufwand für die Zubereitung der Gerichte und Gemüsesäfte hält sich in Grenzen. Es gibt auch sirtfoodreiche Rezepte und Tipps speziell für Familien mit Kindern (Goggins und Matten, 2017, S. 129). Somit ist die Ernährungsweise gut in die individuelle Lebenssituation integrierbar.

2.3.7 Bewährt für viele Anlässe

Im Berufs- oder Sozialleben findet man sich des Öfteren Situationen ausgeliefert, in denen eine eingeschränkte Nahrungsmittelauswahl herrscht, wie beispielsweise bei Restaurantbesuchen. Um Unannehmlichkeiten zu vermeiden, ist es hier von Vorteil, ein zur Diät passendes Gericht zur Auswahl zu haben. Sirt-Foods, wie Olivenöl, rote Zwiebeln, Kurkuma und Soja sind Bestandteil vieler, gängiger Speisen. Kakaopulver, Erdbeeren oder Walnüsse sind Zutaten einer Vielzahl an Desserts. Als Getränk kann in fast jedem Restaurant grüner Tee oder Rotwein bestellt werden. Sogar grüne Säfte sind heutzutage immer häufiger zu finden. Eine Auswahl veganer/vegetarischer Gerichte liegt im Trend und wird von immer mehr Kunden gewünscht. Eine sirtuinaktivierende Gewichtsreduktionsdiät bewährt sich daher für viele Anlässe.

2.3.8 Motivation für dauerhafte Lebensstiländerung

Bei kurzfristigen Abnehmdiäten mit extremer Nährstoffrelation oder großem Energiedefizit liegt die Versuchung nahe, hinterher wieder in alte Ernährungsmuster zu fallen und das verlorene Gewicht mindestens so schnell wieder zu gewinnen, wie es abgenommen wurde. Ein rasanter Gewichtsverlust geht auch oft mit einer Reduktion des Energieumsatzes einher. In der Sirtuin-Diät geht es darum, bisherige Ernährungsgewohnheiten mit Sirtfoods teilweise zu ergänzen, aber auch durch diese zu ersetzten (Goggins und Matten, 2017, S. 24). Somit entsteht eine Ernährung reich an Obst, Gemüse, Nüssen, Samen, Hülsenfrüchten und Vollkornprodukten, welche langfristig durch ihre Vielfalt und Alltagstauglichkeit leicht umsetzbar ist. Durch den hohen Anteil an Ballaststoffen, Wasser und Nährstoffen, ist sie relativ energiearm und optimal zur Gewichtsstabilisierung. Unterstützend hierfür ist die Integration von moderater Bewegung. Produkte, wie Schokolade und Rotwein fördern zusätzlich die Compliance. Insgesamt ist der erfolgreiche Gewichtsverlust, die Vielfalt an Lebensmitteln und die Veränderungen, die sich aus mehr körperlicher Aktivität ergeben, Motivation für eine dauerhafte Lebensstiländerung.

2.3.9 Kosten

Einige neuartige Diäten und damit verbundene kostspielige Produkte und Geräte zielen meist nur auf Profit ab und sind somit als ernährungsphysiologisch ausgewogene, nachhaltige Abnehmdiät ungeeignet. In der Sirtuin-Diät werden keine speziellen Abnehmprodukte vermarktet. Sie besteht aus gängigen, allgemein verfügbaren Lebensmitteln (Goggins und Matten, 2017, S. 24). Lediglich die Kosten für einen Entsafter sollten einmalig aufgebracht werden (ebd.). Es wird auch großen Wert auf Bio-Qualität gelegt, da ohne Pestizid-Belastung wahrscheinlich mehr sirtuinstimulierende Polyphenole in den Nahrungsmitteln vorhanden sind (Goggins und Matten, 2017, S. 201). Bio-Produkte liefern jedoch noch viele weitere Vorteile, wie gesündere, weniger schädliche Inhaltsstoffe und einen höheren Genusswert (Kerbage et al., 2006, S. 47f.). Die Kosten dafür sind oft nur geringfügig höher.

2.4 Patientenempfehlung

Frau M. erfüllt mit einem BMI von 33 kg/m^2 die Voraussetzungen für die Indikation zur Ernährungstherapie von Adipositas (Hauner et al., 2019, S. 393). Doch bevor eine Diät überhaupt empfohlen werden kann, sollte Frau M. sich einer ärztlichen Untersuchung unterziehen, damit mögliche Begleiterkrankungen ausgeschlossen, sowie der Vitaminstatus bestimmt werden kann (Widhalm und Gatternig, 2016, S. 26).

Bei positiven Ergebnissen kann Frau M. mit einer Therapie ihrer Adipositas beginnen. Diese besteht grundlegend aus den Komponenten, Ernährungs-, Bewegungs- und Verhaltenstherapie (Berg et al., 2014, S. 43). Ziel dabei ist die Verbesserung Adipositas-assoziierter Risikofaktoren, die Reduzierung von Komorbiditäten, die Verminderung des Risikos für Mortalität, Arbeitsunfähigkeit und vorzeitige Berentung sowie eine Steigerung der Lebensqualität (Berg et al., 2014, S. 38). Durch eine kontinuierliche Gewichtsabnahme sollte innerhalb von sechs bis zwölf Monaten ein Gewichtsverlust von mind. 5% des Ausgangsgewichts realisiert werden (ebd.).

Die Sirtuin-Diät ist mit gewissen zusätzlichen Empfehlungen durchaus als Abnehmdiät und auch längerfristige Ernährungstherapie geeignet, da sie alle vorher beschriebenen Kriterien erfüllt. Die Wirkung von Sirtuinen und ihren aktivierenden Substanzen ist zwar noch nicht ausreichend wissenschaftlich erwiesen, jedoch sind diese Substanzen in Form von sekundären Pflanzenstoffen in einer Vielzahl pflanzlicher Lebensmittel zu finden. Diese bieten zahlreiche gesundheitliche Vorteile (DGE, 2015). Damit ist die Diät reich an nährstoffdichten Nahrungsmitteln, welche zugleich energiearm sind. Es werden auch sinnvolle Empfehlungen zum Konsum weiterer Lebensmittelgruppen gegeben. Zusätzlich sollte noch stärker auf den Konsum von Vollkornprodukten eingegangen werden.

Zu Beginn der Diät ist die Energiezufuhr erheblich reduziert. Dabei ist zu beachten, dass diese Phase mit einer Dauer von einer Woche, aufgrund des erhöhten Nebenwirkungsrisikos, ärztlich betreut werden muss (Berg et al., 2014, S. 49). Falls das Zielgewicht nach den ersten beiden Diätphasen noch nicht erreicht wurde, sollte bis dahin eine Kalorienreduktion von etwa 500-800 kcal/d, durch die Verkleinerung von Portionsgrößen und die Wahl energieärmerer Nahrungsmittel, fortgeführt werden (Berg et al., 2014, S. 80). Zur Unterstützung sollten entsprechend den Diät-Maßnahmen fettreiche Speisen und große oder häufige Portionen vermieden werden (Berg et al., 2014, S. 79). Der Genuss von Rotwein ist zwar erlaubt, sollte sich jedoch auf max. ein bis zwei kleine Gläser pro Tag beschränken (Berg et al., 2014, S. 80). Zur Flüssigkeitszufuhr von mind. 2,5 l/d sind kalorienfreie Getränke (z. B. Wasser, Tee) gegenüber energiereichen nichtalkoholischen Getränken (z. B. Erfrischungsgetränke, Fruchtsaftgetränke, Eistees) zu bevorzugen (Berg et al., 2014, S. 49, 79). Zur Vermeidung einer erneuten Gewichtszunahme ist es wichtig, auch nach erfolgreichem Gewichtsverlust, das Körpergewicht regelmäßig zu kontrollieren (Berg et al., 2014, S. 80). Das Führen eines Ernährungsprotokolls, sowie ein regelmäßiger Mahlzeitenrhythmus können die Einhaltung der Diätvorgaben und Empfehlungen erleichtern (ebd.).

Neben der Ernährungsumstellung sollte Frau M. min. 150 Min./Woche Sport, bevorzugt Ausdauertraining mit einem Energieverbrauch von 1.200 bis 1.800 kcal/Woche in ihren Alltag integrieren (Berg et al., 2014, S. 50). Für eine dauerhafte Lebensstiländerung ist auch die Verhaltenstherapie im Einzel- oder Gruppensetting integraler Bestandteil einer langfristigen Gewichtsintervention (Berg et al., 2014, S. 53). Zur abschließenden Gewichtsstabilisierung ist die Reduktion des Fettanteils in einer ausgewogenen Kost geeignet (Berg et al., 2014, S. 74).

3. Fazit

Das Konzept der Sirtuin-Diät klingt vielversprechend (Das, 2019, S. 12). Es liegen allerdings nur Tier- und In-Vitro-Experimente zur Untersuchung der ernährungsphysiologischen Effekte der Sirtuine und ihren sirtuinaktivierenden Substanzen vor, weshalb die wissenschaftliche Evidenz unzureichend ist (ebd.). Außerdem können etwaige Effekte auch auf das Energiedefizit zurückzuführen sein, da die Sirtuin-Diät mit einer Kalorienrestriktion kombiniert wird (ebd.). Es müssen daher noch kontrollierte Studien am Menschen, u. a. mit Bestimmung der Konzentration von Lebensmittelinhaltsstoffen im Blut/Gewebe, durchgeführt werden (ebd.). Dabei sollte auch die Dosisabhängigkeit in Bezug auf das Hormesis-Prinzip überprüft werden (ebd.).

In der Sirtuin-Diät werden keine Lebensmittelgruppen verboten, was nicht vollkommen als positiv zu bewerten ist. So sollte eine Zufuhr freier Zucker auf max. 10% der Gesamtenergie beschränkt werden (Hauner et al., 2019, S. 387). Stark verarbeitete Produkte, wie Fast-Food, Schokolade und Chips sollten vermieden werden (Berg et al., 2014, S. 79). Und auch vom Fleisch- und Wurstkonsum ist abzuraten, da er erhebliche gesundheitliche Risiken mit sich bringt (Richi et al., 2015, S. 571). Daher gibt es die Sirtuin-Diät auch in einer vegetarischen und veganen Variante (Goggins und Matten, 2017, S. 92). Bei der veganen Variante ist allerdings die Zufuhr kritischer Nährstoffe, wie Vitamin B12, Calcium, Eisen und Jod zu beachten. Sirtuinaktivatoren sind Bestandteil einer Vielzahl von Pflanzen. Eine pflanzenbasierte, vegetarische Ernährung birgt den Vorteil, durch den hohen Wasser- und Ballaststoffanteil und dem daraus resultierenden großen Nahrungsvolumen, bei geringerer Kalorienzufuhr, einen adäquaten Sättigungseffekt zu erzielen. Damit ist sie ideal zur

Gewichtsreduktion und anschließender -stabilisierung geeignet. Darüber hinaus bringt sie weniger gesundheitliche Risiken mit sich und kann den Nährstoffbedarf bei ausgewogener, vielseitiger Kost adäquat decken (Hauner et al., 2019, S. 393).

IV.   Literaturverzeichnis

Berg, et al. (2014): *Interdisziplinäre Leitlinie der Qualität S3 zur „Prävention und Therapie der Adipositas".* 2. Auflage, Georg Thieme Verlag, Stuttgart.

Bouvard, V., et al. (2015): *Carcinogenicity of consumption of red and processed meat.* In: IARC Monographs, Jg. 16, Heft 16, S. 1599-1600. (URL: https://www.aerzteblatt.de/nachrichten/64572/WHO-Behoerde-stuft-rotes-Fleisch-und-Wurst-als-krebserregend-ein [letzter Zugriff: 15.01.2021]).

Das, A. M. (2019): *Die SIRT-Food-Diät.* In: Schweizer Zeitschrift für Ernährungsmedizin, Jg. 17, Heft 2, S. 10-13.

Deutsche Gesellschaft für Ernährung (DGE) (2015): *Sekundäre Pflanzenstoffe und ihre Wirkungen auf die Gesundheit. Farbenfrohe Vielfalt mit Potenzial.* (URL: https://www.dge.de/presse/pm/sekundaere-pflanzenstoffe-und-ihre-wirkungen-auf-die-gesundheit-farbenfrohe-vielfalt-mit-potenzial/ [letzter Zugriff: 19.01.2021]).

Goggins, A. und Matten, G. (2017): *Die Sirtuin-Diät. Jung und schlank mit Genuss.* Wilhelm Goldmann Verlag, München.

Hahn, A., Ströhle, A. und Wolters, M. (2015): *Ernährung. Physiologische Grundlagen, Prävention, Therapie.* 3. Auflage, Wissenschaftliche Verlagsgesellschaft, Stuttgart.

Hauner et al. (2019): *Leitfaden Ernährungstherapie in Klinik und Praxis (LEKuP).* In: Aktuelle Ernahrungsmedizin, Jg. 44, Heft 6, S. 384–419.

Kahleova, H., Levin, S. und Barnard, N. (2017): *Cardio-Metabolic Benefits of Plant-Based Diets.* In: Nutrients, Jg. 9, Heft 8, S. 848.

Kerbage, L., et al. (2006): *Qualität von Bio-Produkten. Bio - die bessere Alternative?* In: Ökologie und Landbau, Jg. 140, Heft 4, S. 47-49.

Kleine-Gunk, B., Cavelius, A. und Dusy, T. (2017): *Abnehmen mit Sirtfood. Gesünder essen und besser leben mit dem Schutzenzym Sirtuin.* Gräfe und Unzer Verlag, München.

Richi, E. B., et al. (2015): *Gesundheitliche Aspekte des Fleischkonsums.* In: Swiss Medical Forum – Schweizerisches Medizin-Forum, Jg. 15, Heft 24, S. 566–572.

Widhalm, K., und Gatternig, K. (2016): *Diäten.* In: Österreichische Ärztezeitung, Heft 5, S. 24-29.

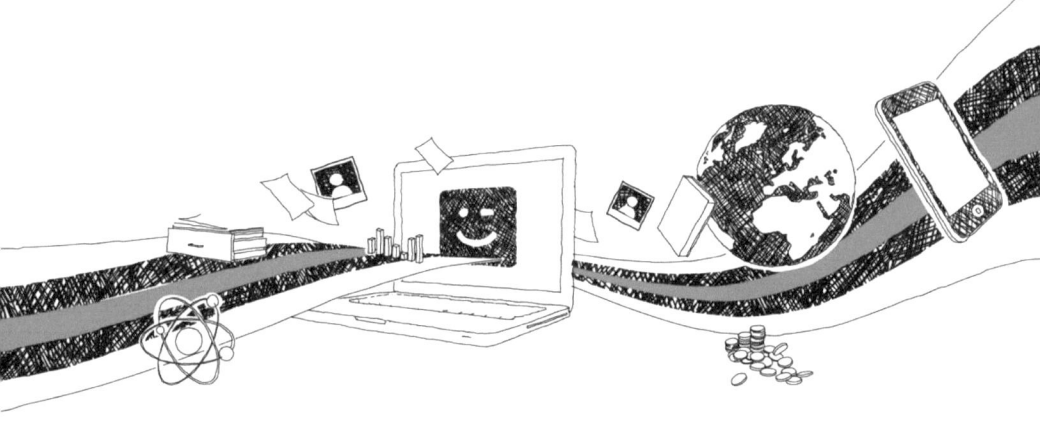
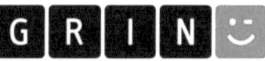